BEI GRIN MACHT SICH IHR
WISSEN BEZAHLT

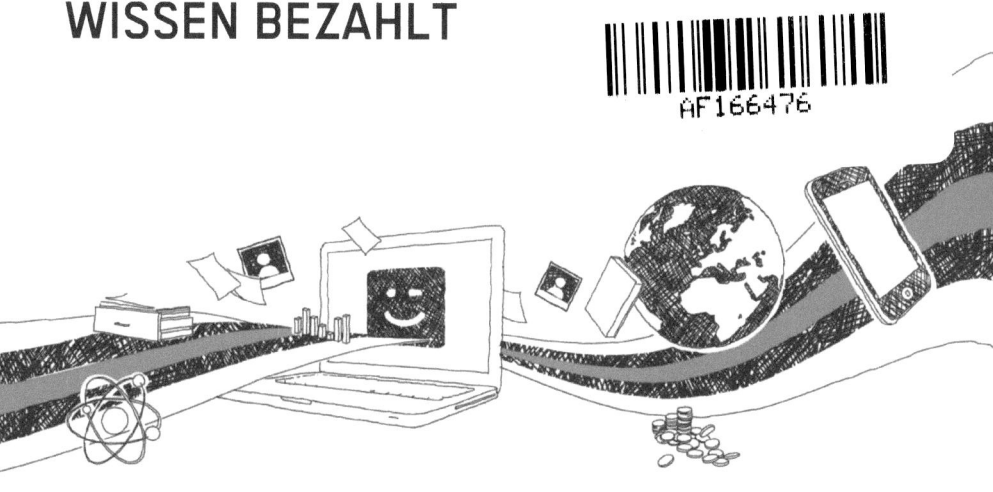
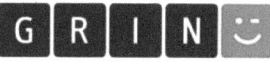

Ausprägung des Rauchverhaltens in Pflegeberufen. Kompensation des gesteigerten Stresserlebens?

GRIN

Bibliografische Information der Deutschen Nationalbibliothek:

Die Deutsche Nationalbibliothek verzeichnet diese Publikation in der Deutschen Nationalbibliografie; detaillierte bibliografische Daten sind im Internet über http://dnb.d-nb.de abrufbar.

ISBN: 9783346692351
Dieses Buch ist auch als E-Book erhältlich.

Technische Universität Dresden

Fakultät Erziehungswissenschaften

Institut für Berufspädagogik und berufliche Didaktiken

Professur für Gesundheit und Pflege

Seminararbeit zum Thema:

„Ausprägung des Rauchverhaltens in Pflegeberufen – Kompensation des gesteigerten Stresserlebens?"

Inhalt

1 Einleitung

„Es gibt nichts Leichteres, als mit dem Rauchen aufzuhören.

Ich selbst habe es schon 137mal geschafft."

(Mark Twain 1835-1910)

Erst seit den 1940er Jahren wird erforscht, welche Auswirkungen das Rauchen auf die Entstehung verschiedener Krankheiten haben kann, darunter Lungenkrebs, Herzinfarkt und Schlaganfall (vgl. Schwarzer 1992: 96). In den USA rauchten zu diesem Zeitpunkt 80 Prozent der Ärzte selbst und empfohlen es sogar ihren Patient*innen, um eine Stressreduktion hervorrufen zu können (vgl. ebd.).

Aus den Studien dieser Zeit ergab sich, dass das Rauchen „mit 30 Prozent aller Krebstodesfälle irgendwie zusammenhängt" (ebd.: 97), worunter nicht nur Lungenkrebs fällt, sondern auch Krebs welcher an Kehlkopf, Speiseröhre, Blase, Nieren oder der Bauchspeicheldrüse entsteht (vgl. ebd.). Insgesamt ergab sich ein etwa fünffach so hohes Risiko an Lungenkrebs zu erkranken, wenn man raucht, als wenn man nicht raucht (vgl. ebd.).

Obwohl die allgemein negativen Auswirkungen des Rauchens bekannt sind, stellt dieses, unter anderem in Verbindung mit gesteigertem Alkoholkonsum und geringer sportlicher Aktivität, auch bei Pflegepersonal ein weit verbreitetes Verhalten dar (vgl. Hirsch 2010: 128).

Ziel dieser Arbeit ist es, das Rauchverhalten in den Pflegeberufen genauer zu beleuchten und zu ergründen, ob das Rauchen eine reine Kompensationshandlung gegenüber dem arbeitsbedingten Stress darstellt. Es wird im Folgenden genauer darauf eingegangen, wie das Rauchens sowohl in der stationären Pflege, als auch der ambulanten Pflege verbreitet ist. Weiterhin wird auf die Ausprägung des Rauchverhaltens bei Auszubildenden eingegangen. Auf der Grundlage der gesammelten Daten soll ein Erklärungsversuch für das Rauchverhalten stattfinden, wobei näher darauf eingegangen werden soll, was genau das Bedürfnis nach der Zigarette hervorruft. Im Anschluss sollen alle erarbeiteten Stressoren und Hauptursachen des Rauchverhaltens von Pflegefachkräften und mögliche Kompensationsoptionen dargestellt werden.

Die Literaturrecherche befasste sich insbesondere mit der Suche nach Studien und Ergebnissen aus Befragungen. In den Beständen der Sächsischen Landes- und Universitätsbibliothek in Dresden (im weiteren Text als „SLUB") wurde mit den Stichworten „Rauchen", „Gesundheitsverhalten" und „Rauchen im Gesundheitswesen" begonnen und in verschiedenen Konstellationen erweitert. Ebenso wurde nach Theorien zur Stresserlebens und der Stressbewältigung gesucht. Nachdem die Suche in den Beständen der SLUB ausgeschöpft war, wurde in der Datenbank Google Scholar unter den selben Stichworten recherchiert.

Neben einer Studie von 2018, welche sich direkt mit dem Rauchverhalten von Pflegepersonal eines Krankenhauses auseinandersetzt, ergab die Recherche vorrangig Artikel aus Fachzeitschriften, welche ihre eigenen Studienergebnisse wiederspiegelten. Die Studien wurden vorrangig ab 2010 durchgeführt, vereinzelt wurden auch ältere Ergebnisse herangezogen, welche jedoch nicht älter als 18 Jahre sind. Ebenso wurde darauf geachtet, dass die herangezogenen Studien in Deutschland durchgeführt wurden, wobei vergleichend international weit verbreitete Vergleichsstudien betrachtet wurden.

2 Ausprägung des Rauchverhaltens in Pflegeberufe

In den letzten 20 Jahren wurden nur eine geringe Zahl an Studien zum Thema „Rauchverhalten von Pflegenden" durchgeführt (vgl. Tracogna, Klewer, & Kugler 2003: 116). Nachfolgend sollen die Ergebnisse der durchgeführten Studien in den Bereichen Klinik, Ambulanz und Ausbildung dargestellt werden.

2.1 Rauchverhalten bei Pflegenden in Krankenhäusern

Insbesondere in den medizinischen Berufsgruppen ist ein häufiges Auftreten von Verhaltensgewohnheiten wie „Rauchen, Alkoholkonsum oder fehlende körperliche Aktivität" (Hirsch 2010: 127) zu beobachten. Allein bei Untersuchungsgruppen im Bereich Pflege wurde eine Raucherquote zwischen 30 Prozent und 50 Prozent festgestellt (vgl. ebd.).

Die Studie mit dem Titel „Status Quo des Rauchverhaltens in der Pflege" wurde 2018 mit Pflegenden aus der Altenpflege und der Gesundheits- und Krankenpflege durchgeführt, wobei die Beteiligung bei lediglich 120 Personen lag (vgl. Hollaus 2018: 2). Die Studie untersuchte, wie das Rauchverhalten in Verbindung mit den Arbeitsbelastungen steht (vgl. ebd.). Dabei wurde auch zwischen Pflegekräften und Pflegenden mit Leitungspositionen unterschieden (vgl. ebd.).

Die ersten Ergebnisse kristallisierten heraus, dass die „Zufriedenheit mit [den] aktuellen Arbeitsbedingungen" (ebd.: 3) ausgeprägt ist. Lediglich 15 Prozent der Pflegenden waren „absolut zufrieden" mit ihren Arbeitsbedingungen (vgl. ebd.). Dagegen stuften 20 Prozent die Arbeitsbedingungen als absolut nicht zufriedenstellend ein (vgl. ebd.). Der größte Teil der Befragten, 67 Prozent, beantworteten die Frage nach der Zufriedenheit mit ihren aktuellen Arbeitsbedingungen als weder sehr gut noch sehr schlecht ein, vielmehr als mittelmäßig (vgl. ebd.). Allein aus dieser Untersuchungsfrage wird eine Unzufriedenheit des Pflegepersonals über die vorliegenden Bedingungen innerhalb der Pflegeeinrichtungen deutlich (vgl. ebd.).

Die nächsten Ergebnisse der Studie fokussierten sich auf das Rauchverhalten der Pflegekräfte. Während 47 Prozent der Pflegekräfte einen direkten Zusammenhang zwischen ihrem Rauchverhalten und der beruflichen Tätigkeit verneinte, führten 53 Prozent an, dass eine direkte Korrelation zwischen Beruf und Rauchverhalten deutlich ist (vgl. ebd.). Weiterhin stellte sich unter dieser Betrachtung heraus, dass Pflegekräfte mit Leitungsfunktionen in ihrer Freizeit signifikant mehr Zigaretten konsumierten als andere Pflegekräfte in der arbeitsfreien Zeit (vgl. ebd.: 4). Die Gründe für das Rauchen im Arbeitsalltag scheinen insbesondere auf eingefahrene Mechanismen zurückzuführen (vgl. ebd.: 5). Es wurde nach möglichen Ursachen und Situationen für das Rauchen gefragt, wobei das häufigste Ergebnis mit 35 Prozent das kollektive Rauchen darstellte, also das Rauchen im Kollegium (vgl. ebd.). 22 Prozent der Befragten rauchen, weil zu einer Pause dazugehöre, wobei nur neun Prozent nach der Arbeit rauchten (vgl. ebd.). 28 Prozent griffen nach eigenen Aussagen stressbedingt zur Zigarette (vgl. ebd.). Auch das Wissen über die Schädlichkeit des Zigarettenkonsums wurde innerhalb dieser Studie überprüft (vgl. ebd.: 8). Dabei stellte sich heraus, dass lediglich 39 Prozent aller rauchenden Pflegenden eine Verantwortlichkeit des Rauchens für andere Krankheiten erkennen, 17 Prozent gaben an, darüber nicht informiert zu sein (vgl. ebd.). „61 Prozent der Befragten wissen nicht, dass die Schadstoffe aus der Tabakverbrennung Hauptursache sind für die gesundheitliche[n] Risiken des Rauchens" (ebd.) sind.

Zusammengefasst lässt sich die Ergebnisse aus dieser Studie, welche im stationären Bereich erlangt wurden, schließen, dass insbesondere Stresssituationen, die Arbeitsbedingungen allgemein aber auch, besonders ausgeprägt, das Nichtwissen über die toxische Wirkung des Rauchens im Hintergrund dieses Verhaltensmusters stehen.

Eine weitere Studie, welche bereits 2003 durchgeführt wurde, gelangt zu ähnlichen Ergebnissen. Auch dabei wurde die Befragung des Rauchverhaltens von Pflegepersonal und dessen Ursachen hinterfragt (vgl. Tracogna, Klewer, & Kugler 2003: 116). Die Raucherquote in diesem Fall lag bei 45 Prozent, wobei durchschnittlich 16 Zigaretten pro Tag geraucht wurden (vgl. ebd.). Die Spanne über die Anzahl der Zigaretten reicht dabei von fünf bis 15 Zigaretten täglich (vgl. ebd.). Durch diese Studie wurde verdeutlicht, dass „die Raucherquote des untersuchten Pflegepersonals" über dem der deutschen Bevölerung lag (vgl. ebd.: 117).

„Die subjektive globale Lebensqualität lag im Mittel bei 75,1 Skalenpunkten" (ebd.), was etwa einer Lebenszufriedenheit von 75 Prozent entspricht. Ein Grund für diese Unzufriedenheit, und somit mögliche Ursache für das ausgeprägte Rauchverhalten, können die gesteigerten Arbeitsbelastungen darstellen (vgl. ebd.: 118). Darunter fallen neben der Nacht- und Schichtarbeit, welche für die pflegerische Arbeit unabdingbar ist, die chronischen Belastungen des Arbeitslebens und des Privatlebens, welche sich potenzieren können (vgl. ebd.). Weiterhin entwickelte sich „unter dem Einfluss ökonomischer Zwänge" (ebd.: 116) eine gesteigerte Arbeitsbelastung und ein größerer Leistungsdruck, welche darin Ausdruck finden, dass die Patient*innenverweildauer und die Bettenzahl zwar reduziert wurden, die Anzahl der Patient*innen dennoch stetig stieg (vgl. ebd.). Die hohe Raucherquote könnte als „Kompensationsmechanismus" (ebd.: 118) für diesen erhöhten Stress gedeutet werden.

5

2.2 Rauchverhalten bei Pflegenden in ambulanten Pflegediensten

Die Beschäftigten in der ambulanten Pflege weisen im Vergleich zu den Pflegenden im stationären Bereich eine etwas höhere Raucherquote auf (vgl. Mojtahedzadeh, 2021: 17). Während die Raucherquote im stationären Bereich zwischen 30 Prozent und 50 Prozent liegt, wird dies von der Raucherquote im ambulanten Bereich um fünf Prozent überstiegen (vgl. edb). Auch in diesem Bereich der Pflege ist der hohe „Tabakkonsum auf arbeitsplatzbezogenes Stressempfingen zurückzuführen" (ebd.). Ebenso führt kann das gesteigerte Rauchverhalten mit einem ausgeprägten Schlafmangel assoziiert werden (vgl. ebd.).

Ausschlaggebend für das gesteigerte Stressempfinden ist zum Einen die gestiegene Anzahl pflegebedürftiger Menschen (vgl. ebd.: 16). Im Jahr 2017 würden „über 3,41 Millionen pflegebedürftige Menschen verzeichnet" (ebd.). Hinzu kommt ein Fachkräftemangel, welche einhergeht mit hohen Krankenständen und einer gestiegenen Zahl an Frühverrentungen (vgl. ebd.). Der resultierende Zeitdruck und Leistungsdruck, welcher auf der gestiegenen Arbeitsmenge beruht und der Beibehaltung des gewöhnlichen Arbeitstempos, kann zu Überlastungen und psychosomatische Beschwerden herbeiführen (vgl. ebd.).

Ein häufig gewähltes Mittel, um die gesteigerten Ansprüche und den Zeitdruck bewältigen zu können, ist das Verzichten auf Pausen zwischen der Pflege von Patient*innen (vgl. Neumann 2021: 1). Durch den Verzicht auf regelmäßige Pausen kommt es unweigerlich zum Fehlen von Regenerationsphasen, welche das Stresslevel senken könnten (vgl. ebd.).

Neben der Tatsache, dass ambulant-tätige „Pflegekräfte als psychisch stark belastet" (ebd. 5) gelten, manifestiert sich in aktuellen Statistiken über die Arbeitsunfäigkeit von pflegendem Personal eine „erhöhte gesundheitliche Belastung" (ebd.: 1).

Neben dem Termin- und Leistungsdruck gibt es jedoch noch weitere Faktoren, welche eine psychische Belastung für die pflegenden Personen darstellen können (vgl. ebd.; 5). Zum einen ist es die emotionale Bindung an Patient*innen, zum Anderen ist es die Überforderung mit den von den Patient*innen und Arbeitgeber*innen geforderten Kompetezen (vgl. ebd.). „Insbesondere Berufseinsteiger in der Pflege [sind] leicht von dem Anforderungsprofil ihres Berufes überfordert." (ebd.)

Umso wichtiger scheint es, Maßnahmen gegen das hohe Stresserleben, welches durch die negativen Beanspruchungsfolgen zu einem erhöhten „Risiko von psychosomatischen und muskiskelettalen Beschwerden" (ebd.: 1) verantwortlich ist, zu generieren. In geringer Zahl wurde dies auch schon umgesetzt, beispielsweise in Form von Raucherentwöhnungen, Seminaren zur gesunden Ernährung und Rückenschulungen (vgl. ebd.). Studien berichten über eine daraus resultierende Senkung der Arbeitsstresswahrnehmung und der Senkung des Burnout-Risikos (vgl. edb). Auch das Rauchverhalten in Pflegebetrieben konnte laut diesen Studien in den letzten Jahrzenten gesenkt werden (vgl. ebd.).

Dennoch sollte der Blick auf weiteren Maßnahmen zur Gesundheitsförderung liegen, wie zum Beispiel dem Rauchverbot im Auto des Pflegedienstes oder der Anpassung der Pausenzeit um den zeitlichen Stress zu reduzieren (vgl. ebd.: 11). Des Weiteren sind die alltäglichen Handlungsweisen nötig, welche Erholungs- und Entspannungsweisen integrieren um eine guten Gesundheitszustand der Individuel erhalten und fördern zu können (vgl. Mojtahedzadeh 2021: 16). Unter die Förderung von positiven Verhaltensweisen fällt neben der Ernährungsberatung auch die Förderung der persönlichen Weiterentwicklung (vgl. ebd.). Dagegen sollen die „risikoreiche[n] Verhaltensweisen" (ebd.) vermindert werden. Darunter fällt das Rauchen, der Alkoholkonsum aber auch die geringe körperliche Aktivität (vgl. ebd.).

2.3 Rauchverhalten bei Auszubildenden für Pflegeberufe

Bereits die Auszubildenden in der Gesundheits- und Krankenpflege konsumieren regelmäßig Nikotin (vgl. Mojtahedzadeh 2021: 17). Ebenso wurde in einer Studie über den „Gesundheitsstatus von Auszubildenden in der Alten- und Krankenpflege" (Neumann 2021: 8) ermittelt, „dass die Prävalenz von Übergewicht und Rauchen im Vergleich zum Durchschnitt der deutschen Bevölkerung erhöht war" (ebd.). Studien, welche das Rauchverhalten von Lernenden untersuchten, ergaben, dass die Raucherquote unter den Pflegeschüler*innen bei 53,5 Prozent liegt (vgl. Hirsch, 2010). Damit übersteigt auch dieser Durchschnitt sowohl den bundesweiten Wert von etwa 33 Prozent und den Wert der Raucherquote im stationären Bereich, welcher zwischen 30 Prozent und 50 Prozent liegt. Dabei ist kein Geschlecht minder präsentiert, beziehungsweise wurden keine markanten Unterschiede im Rauchverhalten zwischen Männern und Frauen in Pflegeberufen erfasst (vgl. ebd.). Jedoch wurde ein signifikanter Unterschied zwischen jungen Frauen, welche ein Ausbildung in der Gesundheits und Krankenpflege machen, und Frauen zwischen 20 und 29 Jahren, welche eine anderweitige Ausbildung absolvierten festgestellt (vgl. ebd.: 131). Während bei den Frauen ohne medizinische Ausbildung lediglich eine Raucherquote von 46 Prozent ermittelt wurde, lag die Raucherquote des medizinischen Fachpersonals bei 66,6 Prozent (vgl. ebd.).

Von den 125 befragten Auszubildenden gaben 61,9 Prozent an, weniger als zehn Zigaretten pro Tag zu rauchen (vgl. ebd.: 129). Etwa ein Drittel, 34,1 Prozent, schätzten ihren Zigarettenkonsum zwischen elf und 20 Zigaretten pro Tag ein (vgl. ebd.). Lediglich acht Lernende, also 4 Prozent gaben an, „deutlich mehr als 20 Zigaretten pro Tag" (ebd.) zu konsumieren.

Die Befragung nach Einstiegsalter ergab, dass die Auszubildenden zwischen dem neunten und 24. Lebensjahr die erste Zigarette konsumierten (vgl. von Lindemann, Kugler, & Klewer 2011: 4). Obwohl zu den wichtigsten Gründen für das Rauchen die Gewohnheit genannt wird, also das habituelle Rauchen, wie es auch in der Studie von Hollaus (2018) mit 13 Prozent als Ursache angegeben wird, spielt der Stressabbau und die Beruhigungsfunktion des Rauchens eine sehr große Rolle (vgl. ebd.: 5). Ein Drittel der Befragten schätzten ihren Gesundheitszustand als mangelhaft oder befriediegend ein und gaben als Beschwerdeauslöser hauptsächlich die „berufsspezifische[n] Risikofaktoren und/ oder ein hohes Stressaufkommen" (ebd.: 3) an. Um diesen Stress bewältigen zu können, wurden das Rauchen als eines der meist genannten Optionen angeführt (vgl. ebd.). 44,4 Prozent gaben an, bei gesteigerten Beschwerden zur Zigarette zu greifen, während lediglich 33,7 Prozent den Aufenthalt an der frischen Luft nutzen oder 34,6 Prozent bewusste Entspannungstechniken anwendeten (vgl. ebd.).

Zwei Drittel der Auszubildenden gaben jedoch auch an, dass die „Risiken des Rauchens nicht ausführlich oder hinreichend im Unterricht behandelt wurden" (vgl. ebd.: 5). Dies würde unter anderem mit den Ergebnissen von Hollaus (2018) korrelieren, welche besagen, dass 38 Prozent der Pflegenden keine Verantwortlichkeit des Rauchens an weiteren Erkrankungen sehen und 18 Prozent keine Informationen darüber haben (vgl. Hollaus 2018: 8). Dabei sollte doch genau in dieser Berufsgruppe ein gesteigertes Gesundheitsverständnis und Gesundheitsverhalten im Vordergrund stehen, denn die „Pflegefachkräfte gewinnen zunehmend an Bedeutung bei der Beratung von Patienten sowie in der Bevölkerung zu gesundheitsfördernden Verhaltensweisen" (vgl. von Lindemann, Kugler, & Klewer 2011: 82) In diesem Sinn ist die Ausbildung schon maßgeblich dafür verantwortlich, die „Selbstbestimmheit und Selbständigkeit [der Pflegenden] im Umgang mit der eigenen Gesundheit" (Neumann 2021: 8) zu stärken, um als „authentische Gesundheitsförderer" (von Lindemann, Kugler, & Klewer: 82) überzeugend beraten zu können. Die Pflegefachkräfte entwickeln somit eine „Verantwortung und Vorbildfunktion" (Hirsch 2010: 128) gegenüber den Patient*innen. Dabei stellt die Unwissenheit über das Rauchen, bzw. das fehlende Gesundheitsverständnis kein nationales Problem dar. Auch in australischen Studien wurde als Ursache für das Rauchen von Pflegefachpersonal das Fehlen von fachspezifischem Wissen angegeben (vgl. von Lindemann, Kugler, & Klewer: 86)

Betrachtet man das Rauchverhalten von Auszubildenden im weltweiten Vergleich, so gelangt man zu der Erkenntnis, dass es sich bei der gesteigerten Präsenz von Rauchenden im Gesundheitswesen nicht um ein territorial begrenztes Phänomen handelt. Studien, welche in den USA durchgeführt wurden, ergaben ebenfalls ein gesteigertes Rauchverhalten von Pflegefachkräften (vgl. ebd). 2009 lag die Raucherquote des Pflegepersonals bei 36,9 Prozent (vgl. ebd.). Ähnlich erhöhte Werte findet man in Japan mit 23,5 Prozent und Schottlang mit 28 Prozent (vgl. ebd.).

3 Rauchen als Stresskompensation – ein Erklärungsversuch

In allen Studien und Befragungen wurde als einer der prägnantesten Ursachen für das Rauchen am Arbeitsplatz die Kompensation von Stress benannt. Im Folgenden Abschnitt soll sich folglich damit befasst werden, wie Stress entstehen kann und wie das Rauchen für sich und als möglicher Kompensationsmechanismus wirken kann.

Stress stellt ein „individuelle Reaktion auf in der Umwelt der Person auftretende Stressoren" (Rohwer 2021: 38) dar. Daraus lässt sich schließen, dass einheitliche Stressoren unterschiedliche Wirkungen an den Individuen haben können, je nachdem, welche Ressourcen die Person zur Stressbewältigung vorzuweisen hat (vgl. ebd.). Das Stressniveau wird individuell bewertet und behandelt (vgl. ebd.). Sind keine oder nur eine geringe Anzahl an stresskompensierenden Ressourcen vorhanden, kann der Stress eine „andauernde Exposition" (ebd.) darstellen. Die Stressfolgen können sowohl somatisch, kognitiv oder emotional auftreten und dabei „kurz – oder langfristig wirken" (ebd.: 39). Kurzfristige Verhaltensweisen können zum Beispiel die Steigerung von Blutdruck und Herzfrequenz sein, Angstgefühle, Ärger oder Ermüdung, welche widerum in Leistungsschwankungen münden können (vgl. ebd.). Langfristig kann Stress zu Magenproblemen, Depressiven Verstimmungen und Burnout bishin zu einem negativen Gesundheitsverhalten wie Rauchen oder einem gesteigerten Alkoholkonsum führen (vgl. cbd.).

Betrachtet man das Rauchen als Kompensationsmechanismus für das Stresserleben von Pflegenden genauer, fallen einige Co-Faktoren auf, welche ebenfalls zu gesteigerten Symptomen und Gefährdungen für den Körper führen können (vgl. Schwarzer 1992: 258). So geht Schwarzer (1992) auf mehrere Interaktionen des Rauchens mit weiteren gesundheitsschädlichen Faktoren ein, zum Beispiel dem

Cholesterin (vgl. edb). So kann die Kombination aus starkem Rauchen und einem hohen Cholesterinwert das Risiko für einen Herzinfakt erheblich vergrößern (vgl. ebd.). Dies geschieht, da es zu einer geringeren Produktion des „guten" Cholesterins, dem High Density Lipoprotein (HDL), kommt, welches Cholesterin zur Ausscheidung an die Leber transportiert (vgl. ebd.). Dies fördert eine stärkere Gerinnung und Verklumpung des Blutes und führt folglich eher zu Thrombosen und Embolien als bei Nichtrauchern(vgl. ebd.). Inwieweit ein Synergismus zwischen dem Rauchen und Stress allgemein besteht, ist noch nicht sehr stark erforscht (vg. ebd.). Bekannt ist jedoch, dass beide Faktoren die Herzfrequenz und den Blutdruck erhöhen (vgl. ebd.). Das Rauchen in Stresssituationen soll diese Symptome mehr als additiv verstärken, wobei das Rauchen häufig als Beruhigungshandlung angesehen wird (vgl. ebd.). Schwarzer (1992) geht weiterhin darauf ein, dass bestimmte Menschengruppen besonders stark auf Stress reagieren und damit verbunden auch sehr kraftvoll und schnell den Tabak inhalieren, was wiederum zu einer gesteigerten Aufnahme von Kohlenstoffmonoxid in den Alveolen führt (vgl. ebd.).

Der Ursprung des Rauchens ist meist „in einer Reihe von situativen und personalen Einflussgrößen zu suchen" (ebd.: 261), also weniger im Hintergrund, sondern direkt am Geschehen, welches dem Rauchen vorhergeht. Dabei sind als wichtigste Determinanten die psychosozialen Prozesse der Individuen zu benennen (vgl. ebd.: 261f.). Neben der erwarteten wohltuenden Wirkung des Rauchens geht die Hoffnung mit diesem Verhalten einher, „dadurch die eigenen Emotionen regulieren zu können" (vgl. ebd.: 262).

Unabhängig von dem stressbedingten Ursprung des Tabakkonsums wird ein biopsychologischer Ansatz betrachtet, welcher die Nikotinabhängigkeit in den Vordergrund stellt (vgl. ebd.: 267). Mehrere Experimente zeigten, dass das Rauchen den Nikotinspiegel reguliert (vgl. ebd.: 268). Bei Stress, Angst oder ähnlichen emotionalen Zuständen sinkt im Urin der pH-Wert ab, welcher eine körperliche Nikotinregulation zur Folge hat (vgl. ebd.). Dieses Bedürfnis nach Nikotin lässt bei Rauchenden das Bedürfnis nach einer Zigarette auftreten, um den pH-Wert wieder anzugleichen (vgl. ebd.). Somit ist das Stressempfinden eine „unmittelbare Ursache für vermehrtes Rauchen" (ebd.).

Geht man jedoch allein von dieser These aus, dass der Nikotinmangel ein gesteigertes Rauchverhalten hervorruft, müsste durch die Nutzung von Nikotinpflastern dieses Bedürfnis gestillt werden und es würde weniger rückfällige Rauchende geben (vgl. ebd.). Ebenso ist das Rauchverhalten so „unmittelbar von Situationsschwankungen abhängig, daß sich der pH-Wert noch gar nicht verändert haben kann" (ebd.). Der/die Rauchende entwickelt das Bedürfnis nach Nikotin schneller, als dass sich das biologische Bedürfnis „überhaupt artikulieren kann" (ebd.).

Ein weiterer Ansatz ist das *mulitple Regulationsmodell* nach Leventhal und Cleary (1980), welches die Hauptursache des Rauchens in Gefühlszuständen und der Konditionierung darauf sieht (vlgl ebd.: 268f.) Das „Rauchen führt [...] zur Verringerung von sozialer Angst" (ebd.: 269). Die Kopplung zwischen Angstgefühlen und dem Nikotinabfall stellt eine konditionierte Reaktion dar (vgl. ebd.). Die Steigerng des emotionalen Unbehagen führt zum „Drang zur Zigarette" (ebd.).

Ein letzter aufgeführter Ansatz ist die *Neuroregulationstheorie* nach Pomerleau und Pomerleau (vgl. ebd.: 269). Dieeser besagt, dass „das Rauchen als eine *phamakologische Bewähltigungsreaktion* verstanden werden kann" (ebd. H.i.O.), welche einer Leistungserhöhung und eine Steigerung der Affektlage zur Folge hat. Dies geschieht, da das „Nikotin die Verfügbarkeit von verhaltensrelevanten Neuroregulatoren verändert" (ebd.). Darunter fallen nebem Norepinephrin und Acetylcholinen das Dopamin und endogene Opitate (vgl. ebd.). Es wird folglich eine positive Verstärkung in Form von Genusssteigerung oder Gedächtnisverbesserung erfahren (vgl. ebd.). Ebenso können negative Verstärkungen auftreten, wie anxiolytische Reaktionen, welche einhergehen mit der Entspannung und der Erleichterung nach dem Nikotinentzug (vgl. ebd.).

Aus diesen verschiedenen Ansätzen lässt sich nehmen, dass das Rauchen als „*gelernte Bewältigungshandlung*" (ebd.: 270 H.i.O.) zu verstehen ist und somit eine „zielgerichtete, intentionale Tätigkeit" (ebd.) darstellt, welche eine Funktion erfüllt. Schwarzer (1992) beschreibt die sich daraus ergebende Funktion des Rauchens als Mittel zum Aufputschen oder zum Entspannen (vgl. ebd.). Ebenso ist auch eine Steuerung des Selbstbildes und der Abbau sozialer Ängste verbunden mit der sozialen Kontaktaufnahme möglich (vgl. ebd.).

Obwohl das Rauchen als Bewältigungsmechanismus eine Option darstellt, verliert es häufig den Charakter der Stressbewältigung und geht über in ein „auf eine größere Situationsbreite generaliert[es]" (ebd.) Handeln, einem habituellen Handeln.

4 Probleme und Lösungen in der Pflege

Aus dem letzten Abschnitt geht hervor, dass ein Rauchen, welches stressbedingt begonnen hat, oftmals in ein habituelles, regelmäßiges Rauchen übergehen kann (vgl. Schwarzer 1992: 270). Da dies jedoch insbesondere für medizinisches Fachpersonal nicht zuträglich ist, da diese Menschen eigentlich ein vorbildliches und authentisches Gesundheitsverhalten führen sollten, muss man den Betroffenen andere

Verhaltensmuster und Ressourcen zur Verfügung stellen, durch welche sie die (arbeitsbedingten) Stressempfindungen verarbeiten können.

Im Folgenden soll noch einmal ein Blick auf die gesammelten Stressoren geworfen werden, welche sich aus den unterschiedlichen Bereichen, also der stationären und ambulanten Pflege sowie der schulischen Ausbildung im Pflegebereich, ergeben haben. Im Anschluss wird nach Lösungsstrategien für die existenten Probleme gesucht.

Die Ursachen für das gesteigerte Stressempfinden sind multifaktoriell. Zum einen ist auch das Gesundheitswesen einem gesteigerten ökonomischen Druck unterlegen, welcher eine steigende Patient*innenzahl trotz sinkender Bettenkapazität zur Folge hat (Tracogna, Klewer, & Kugler 2003: 116). Das hohe Stressaufkommen wird weiterhin aufgebaut, da ein Fachkräftemangel herrscht, welcher sich unter anderem durch die „häufig gering eingestufte Berufsattraktivität" (Rohwer 2021: 38) erklären lässt. Auch der Versuch, über ausländische Pflegekräfte eine Kompensation zu schaffen, war nicht ausreichend erfolgreich (vgl. ebd.). Und demografisch betrachtet, kann man aktuell und allgemein mit weniger zukünftigen Arbeitskräften rechnen, wobei im Gegenzug die Anzahl zu pflegender Menschen immer steigt (vgl. ebd.). Neben dem Anstieg der pflegebedürftigen Personen nimmt auch die „sprachliche und kulturelle Diversität" (ebd.) immer mehr Platz ein, ebenso wie die Diversität der Krankheitsbilder und der Multimorbidität (vgl. ebd.). Das hohe Arbeitsaufkommen gilt als „signifikanter Prädikator für [die] emotionale Erschöpfung" (ebd.: 39) Aufgrund des zeitlichen Stresses kommt es immer wieder zum Wegfallen von Pausen als Erholungsphasen, was in einer Stressspirale mündet (vgl. ebd.) Dies kann Abstriche in der Qualität der Behandlung von Patient*innen zur Folge haben, was wiederum einen erzwungenen „Widerspruch zu Professionalität und Berufsethos von Pflegekräften" (ebd.) stehen kann, was als zusätzliche Belastung aufgenommen werden kann (vgl. ebd.). Auch in der Auseinandersetzung mit den zu Pflegenden und/oder der Angehörigen ist es bedingt nötig, Emotionen zu unterbinden, was eine „hohe Anforderung an die emotionale Selbtkontrolle darstellt" (ebd.).

Neben den arbeitsprozessbedingten Stressoren und den gestiegenen fachlichen Anforderungen an den Beruf wird oftmals auch das Betriebsklima als determinierendes Glied benannt (vgl. Tracogna, Klewer, & Kugler 2003: 117). Etwa ein Drittel der Befragten fühlten sich sozial schlecht aufgefangen im Betrieb (vgl. Rohwer 2021: 39). Bei gleichem Stresslevel wurde die hohe Arbeitsanforderung durch niedrigere soziale Unterstützungen wesentlich schlechter verarbeitet, als bei Probanden, welche soziale Unterstützung und entgegenkommende Kommunikation erfahren haben (vgl. ebd.: 39).

Ebenso trägt der geringe Entscheidungsspielraum, welchem Pflegende ausgesetzt sind, dazu bei, dass das Stresserleben verstärkt wird (vgl. ebd.). Weiterhin kommt es immer häufiger zu Konfliktsituationen, welche aufgrund der Unvereinbarkeit von Beruf und Arbeit entstehen, wobei auch die geringe Entlohnung und lokal starke Unterschiede darin eine Rolle spielen (vgl. ebd.).

Nicht nur das Rauchen, auch der Alkoholkonsum und oftmals eine fehlende körperliche Aktivität sind bei Angestellten in allen medizinischen Bereichen vorzufinden (vgl. Hirsch 2010: 127). Und obwohl eigentlich jeder/jede über die schädlichen Folgen des Zigarettenkonsums informiert ist, allein durch die Aufdrucke auf den Verpackungen, ist die Bereitschaft zur Teilnahme an Raucherentwöhnungsprogrammen vergleichsweise gering (vgl. ebd.: 128). Die Beteiligung an Seminaren für gesunde Ernährung fiel dagegen höher aus (vgl. Mojtahedzadeh 2021: 19).

Das höchste Ziel muss es sein, den Pflegefachkräften bereits in der Ausbildung ein Bewusstsein für die Themen der Gesunderhaltung und dem eigenen Gesundheitsverhalten zu fördern (vgl. Bombal 2010: 1049). Darin eingebunden ist auch die individuelle Einschätzung und der Umgang mit Stressoren, welche nicht nur beruflich, sondern auch im Privaten, auftreten können (vgl. ebd.: 1051f.). Denn obwohl die Lehrenden an den Schulen für Gesundheits- und Krankenpflege davon ausgehen, dass die Lernenden bereits geeignete Strategien und Ressourcen zur Stressverarbeitung erlernt haben, geben diese in einer Selbsteinschätzung wesentliche Wissensdefizite an (vgl. ebd.).

Die alleinige Stressverarbeitung kann nicht das anzustrebende Ziel im Arbeitsleben sein. Vielmehr müssen auch die behebbaren Ursachen für das gesteigerte Stressaufkommen reduziert werden.

Eine Säule stellt die Gesundheitsförderung dar, welche nicht nur Seminare zur Raucherentwöhnung beinhaltet (vgl. Neumann 2021: 11). Ebenso können Rauchverbote in den Fahrzeugen der Pflegedienste oder auf dem Krankenhausgelände erhoben werden, wobei diese nur einen nachweislich geringen Nutzen erbracht haben (vgl. Tracogna, Klewer, & Kugler 2003: 117). Vielmehr müssen die Umstände, unter denen die Pflegenden arbeiten angepasst werden, unter anderem durch längere Pausenzeiten (vgl. Neumann 2021: 11). Aber auch die soziale Komponente muss weiter in den Vordergrund der Betrachtung gerückt werden, wie es eine Studie aus Saudi-Arabien zeigt. Diese besagt, dass allein das Gefühl der Wertschätzung, der soziale Austausch und das Gefühl der Wichtigkeit der verrichteten Arbeit maßgeblich zu einem positiven Selbstbild beiträgt (vgl. Rohwer 2021: 41). Dies kann man auch unter dem Begriff der

„Helferrückwirkung" (ebd.) zusammenfassen. Dieser beschreibt die Bereicherung, die einem gegeben wird, wenn man anderen Menschen helfen kann und darin „liegt für viele Pflegekräfte eine große Motivation" (ebd.). Auch die Unterstützung und Anerkennung durch Führungskräfte trägt stark dazu bei, Stress, Stressfolgen und daraus resultierende Erkrankungen rechtzeitig abzufangen (vgl. ebd.). Ebenso fällt in diesen Ansatz die Unterstützung von Freunden und Familienangehörigen, welche einen großen Anteil an der Verringerung von emotionaler Erschöpfung tragen (vgl. ebd.). Als stärkste Ressource führt Rohwer (2021) letztlich sogar die Trennung zwischen Beruf und Arbeit an, worunter auch die nicht andauernde Erreichbarkeit durch die Vorgesetzten oder Kolleg*innen zählt (vgl. ebd.).

Des Weiteren muss ein „Gleichgewicht [...] zwischen Aufwand und Belohnung" (ebd.) erzielt werden, welches die Burnout-Gefahr reduzieren kann. Darunter fällt neben dem Steigerung des Selbstwertgefühles durch Workshops auch die Anpassung an Arbeitszeiten und Arbeitsmaterialien (vgl. ebd.). Die digitalie Technologie kann eine Arbeitserleichterung im Rahmen der Protokollierungen und der Abrufbarkeit von Daten verbessern (vgl. ebd.). Auch die Partizipation, zum Beispiel durch gemeinsame Führungsverantwortung mit Kolleg*innen, aber auch eine gesteigerte Autonomie im Handeln sollen es den Pflegefachkräften ermöglichen, „Schichtarbeit gesundheitsfördernder und lebensgerechter mitzugestalten" (ebd.: 42).

Der letzte Ansatz zur Lösung der stressbedingten Probleme im Arbeitsalltag von Gesundheits- und Krankenpflegenden bezieht sich auf die Einführung des Pflegepersonalstärkungsgesetz, welches im Januar 2019 inkraft getreten ist. Dieses beinhaltet die Finanzierung zusätzlicher Pflegefachkräfte, aber auch die Gesundheitsförderung, welche unter anderem betrieblich gesichert werden soll. Ebenso woll die Vereinbarkeit von Beruf und Privatleben stärker in den Vordergrund gerrückt werdeen (vgl. Rohwer 2021: 38). Weiterhin soll bis April 2022 ein Bruttomindestlohn von 2669€ für alle Pflegefachkräfte eingeführt werden (vgl. ebd.).

5 Fazit

Die vorliegende Arbeit befasste sich mit dem Thema, wie das Rauchverhalten von Pflegenden genauer zu beleuchten. Weiterhin wurde darauf eingegangen, ob der Tabakkonsum eine Kompensationshandlung gegenüber dem arbeitsbedingten Stress darstellt.

Die Grundlage für diese Arbeit stellten Artikel aus Fachzeitschriften, welche Studien aus den Jahren ab 2010 auswerteten. Ebenso wurde Literatur herangezogen, welche die Psychologie des Gesundheitsverhaltens genauer beleuchtet, um das Rauchen als Stressbewältigungsmechanismus verstehen zu können.

Vergleichend mit anderen Ländern muss jedoch betrachtet werden, dass Deutschland recht wenig Studien zum Thema *Rauchen in Gesundheitsberufen und Stressverhalten in der Pflege* zu bieten hat (vgl. Rohwer 2021: 39). Allgemein findet man aktuell kaum Erkenntnisse über das Gesundheitsverhalten des deutschen Pflegepersonals (vgl. Mojtahedzadeh 2021: 18). Die „vorhandene wissenschaftliche Literatur weist jedoch darauf hin, dass Pausen- / Regenerationsmuster sowie" (ebd.) das Verhalten im Umgang mit Ernährung, Genussmitteln und sportlicher Aktivität als aufschlussreiche Parameter in Bezug auf die Untersuchung des Gesundheitsverhalten von Pflegefachkräften gelten (vgl. ebd.)

Es hat sich herausgestellt, dass die Raucherquote bei Pflegenden oftmals zwischen 30 Prozent und 50 Prozent liegt, wobei dabei eher die Obergrenze anvisiert werden muss (vgl. Hirsch, 2010: 128). Bei Auszubildenden wird die 50 Prozent Grenze teilweise sogar überschritten (vgl. von Lindemann, Kugler, & Klewer 2011: 82). Einer der am häufigsten genannten Ursachen für das Greifen zur Zigarette ist dabei der Stress, welcher augenscheinlich durch die Inhalation von Nikotin verringert werden soll (vgl. Tracogna, Klewer, & Kugler 2003: 118). Aus den Erkenntnissen aus Schwarzers (1992) Untersuchungen ergab sich, dass das Stress sowohl ein körperliches als auch eine psychisches Verlangen nach Nikotin auslöst (vgl. Schwarzer 1992: 270). Dabei kann es zur Befreiung von sozialen Ängsten und zur Entspannung führen (vgl. ebd.).

Die grundsätzlichen Ursachen, welche jedoch maßgeblich für die Reduktion des Stresses herangezogen werden müssen, liegen jedoch verbreiteter vor. Stress entsteht aus einem Konvolut aus Faktoren, worunter die hohe Arbeitsbelastung nur einen Teil einnimmt (vgl. Rohwer 2021: 40). Durch die ökonomischen Zwänge, welchem ein Krankenhaus oder ein ambulanter Pflegedienst unterlegen ist, steigt der Leistungsdruck auf die Pflegefachkräfte (vgl. racogna, Klewer, & Kugler 2003: 116). Es gibt dazu immer weniger Fachkräfte, unter anderem da der Pflege eine gering bewertete Berufsattraktivität zugrunde liegt (vgl. Rohwer 2021: 38). Neben den fachlich hohen Anforderungen berichten Pflegende von schlechtem Betriebsklima oder aber geringer sozialer Unterstützung (vgl. Tracogna, Klewer, & Kugler 2003: 117). Eine Trennung zwischen dem Privatleben und dem Berufsleben fällt vielen Befragten ebenfalls schwer (vgl. Rohwer 2021: 39). Zusätzlich unterliegen die Pflegefachkräfte den Zwangslagen, ihre Gefühle und Emotionen zum Wohle des/der Patient*innen unterdrücken zu müssen (vgl. ebd.). Weiterhin kann auch der Widerspruch zwischen dem Berufsethos und den Qualitätseinbußen bei der Pflege zu psychischen Belastungen bishin zum Burnout führen (vgl. ebd.).

Ziel sollte es folglich sein, diese Determinanten zu verringern und zu verbessern. Grundlegend soll dies schon in der Ausbildung mit auf den Weg gegeben werden, damit die späteren Fachkräfte über genügen Ressourcen verfügen, um mit Stress richtig umgehen zu können (vgl. Bomball 2010: 1052). Weiterhin kann ein qualifiziertes Stressmanagement dazu beitragen, dass eine „bessere Emotionsregulation, mehr Resilienz und Selbstwirksamkeit" (Rohwer 2021: 41) stattfinden kann. Neben Workshops und Seminaren, welche das Bewusstsein für das eigene Gesundheitsverhalten und die damit verbundene Vorbildfunktion gegenüber Patient*innen und Angehörigen, muss auch eine Anpassung der Aufwandsvergütung vorgenommen werden (vgl. Rohwer 2021: 42). Dies bezieht sich nicht nur auf eine Anpassung des Gehaltes sondern auch auf die soziale Unterstützung und Partizipation innerhalb des Betriebes und mit den Führungskräften (vgl. ebd.). Ebenso kann eine Anpassung der Arbeitszeiten, insbesondere der Pausenzeiten, eine verbesserte Regeneration hervorbringen (vgl. ebd.).

Mit dem Pflegepersonalschutzgesetz ist möglicherweise ein Grundstein dafür gesetzt, dass sich in den kommenden Jahren eine Stressreduktion in den Gesundheitsfachberufen, insbesondere den Pflegeberufen, ermöglichen lässt, welche dem Gesundheitsverhalten förderlich ist.

Literaturverzeichnis

Bomball, Jaqueline et al. (2010 - 11). Gesunde Pflege beginnt in der Pflegeausbildung. *Die Schwester - Der Pfleger*, S. 1048-1055.

Hirsch, Kathleen et al. (2010). Tabak-, Alkohol- und Drogenkonsum sowie Impfverhalten von Gesundheits- und KrankenpflegeschülerInnen in Sachsen-Anhalt. *Heilberufe SCIENCE*, S. 127-132.

Hollaus, Stephanie. (2018). Status Quo des Rauchverhaltens in der Pflege. Rückersdorf bei Nürnberg: Philip Morris GmbH.

Mojtahedzadeh, Natascha et al. (2021-1). Das Gesundheitsverhalten von Pflegekräften - aktueller Forschungsstand, Potenziale und mögliche Herausforderungen. *Prävention und Gesundheitsförderung* , S. 16-20.

Neumann, Felix Alexander et al. (2021). Gesundheitsverhalten und -förderung von ambulanten Pflegekräften. *Prävention und Gesundheitsförderung*.

Rohwer, Elisabeth et al. (2021 - 71). Stressoren, Stresserleben und Stressfolgen von Pflegekräften im ambulanten und stationären Setting in Deutschland. *Zentralblatt für Arbeitsmedizin, Arbeitsschutz und Ergonomie*, S. 38-43.

Schwarzer, Ralf. (1992). *Psychologie des Gesundheitsverhaltens*. Göttingen: Verlag für Psychologie.

Tracogna, U., Klewer, J., & Kugler, J. (2003-8). Gesundheitsverhalten und Gesundheitszustand von Pflegepersonal im Krankenhaus. *Gesundh ökon Qual manag*, S. 115-119.

Twain, Mark. (2020). *Aphorismen.de.* Von https://www.aphorismen.de/suche?text=Rauchen&autor_quelle=Twain abgerufen am 20.08.2021

von Lindemann, Katharina, Kugler, Joachim, & Klewer, Jörg. (2011 - Vol. 2 - No. 3). Gesundheitsverhalten von Auszubildenden in Krankenpflegeberufen. *HeilberufeSCIENCE*, S. 82-89.

BEI GRIN MACHT SICH IHR WISSEN BEZAHLT

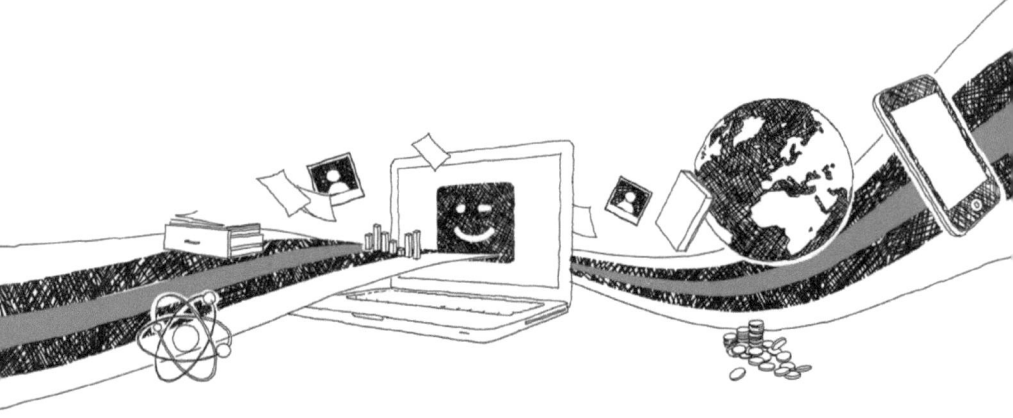

- Wir veröffentlichen Ihre Hausarbeit,
  Bachelor- und Masterarbeit

- Ihr eigenes eBook und Buch -
  weltweit in allen wichtigen Shops

- Verdienen Sie an jedem Verkauf

Jetzt bei www.GRIN.com hochladen
und kostenlos publizieren

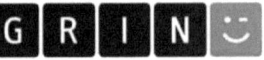